健康ライブラリー　イラスト版

ことばの遅れのすべてがわかる本

言語聴覚士 中川信子［監修］

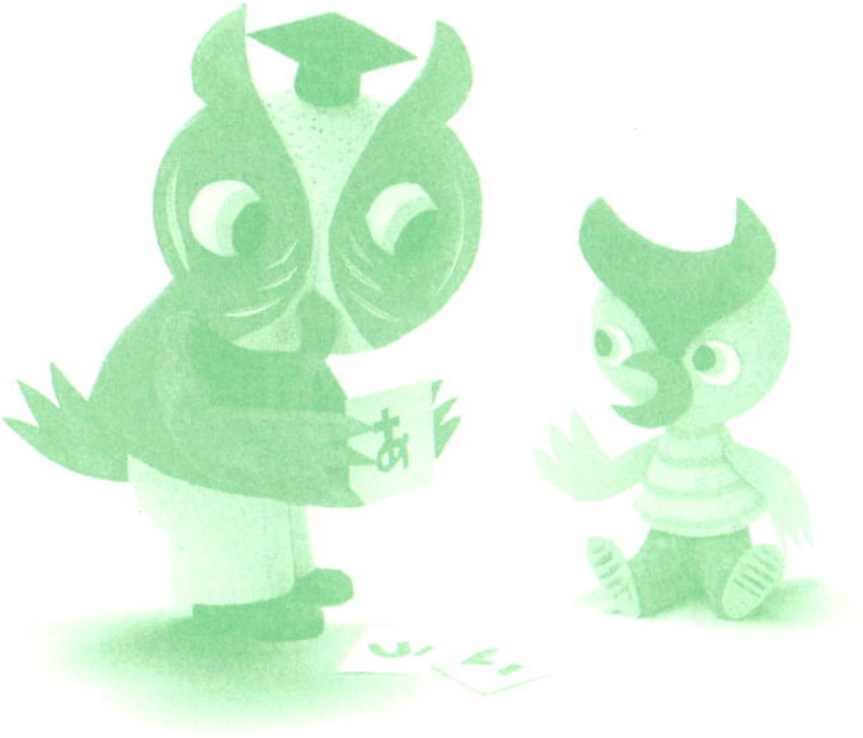

講談社

まえがき

一歳すぎから二歳、三歳ごろの「ことばの遅れ」ということばには、微妙な二つのニュアンスが含まれています。

ひとつは、ことばの話しはじめが周囲の子より遅くても、そのうちだんだんに差が目立たなくなるような「ただ遅いだけ」「発達速度の個人差の範囲」とでもいうべきもの。もうひとつは、ことばを含め、発達にどこかうまくいかないところ、障害の可能性があって、そのきざしとしてことばが遅れる場合です。

この本ではその両方を念頭におき、「あまり心配しないで」「ことばの遅れはよくあることですよ」とお伝えすると同時に、もしも発達にうまくいかないところ、つまり、障害の可能性がある場合、そのことをどう考えたらいいか、どう育てていったらいいかということについて、かなりくわしくふれてあります。

なんらかの障害がある場合に必要なのは、特別な指導や訓練とはかぎりません。毎日の生活のなかでのかかわりで、本来の力を伸ばしていける場合も多いのです。「療育は注意深く配慮された子育てである」といわれるゆえんです。

ただ、忘れないでください。育つのは子ども自身であるということを。また、楽しさ、安心感のなかでこそ能力は伸びるということも。丁寧な配慮や働きかけは、子ども自身が生き生きと自分らしく生きていくために必要なのであって、標準に近づかせるためではありません。

「ことばの遅れをきっかけに、私たち、よい親子になれたね」「毎日の平凡な生活がいちばん楽しいね」と思っていただきたい。それが、この本に託した一言語聴覚士としての願いです。

言語聴覚士
中川 信子

ことばの遅れのすべてがわかる本

もくじ

まえがき …… 1
ことばの成長① 「ことばの遅れ」って、どんなことをいうの？ …… 6
ことばの成長② 「ことばかけ」の方法だけにとらわれないで …… 8
ことばの成長③ 障害があってもなくても、望ましい育て方は同じ …… 10

1 ことばをはぐくむ10のポイント …… 11

子どものことばを育てたい …… 12
ポイント0 …【生活する】ことばを教える前に、心と体を育てよう …… 14
ポイント1 ……【話す】わかりやすいことばで、ゆったりと話す …… 16
ポイント2 ……【聞く】発音が間違っていても、気持ちを受け止める …… 18
ポイント3 ……【育てる】ダメと否定せず、こうしようと伝える …… 20
ポイント4 ……【教える】子どもの興味に視点をあわせる …… 22
ポイント5 ……【暮らす】テレビを消して、話す時間を増やす …… 24
ポイント6 ……【しかる】怒らずに、してはいけないことを示す …… 26

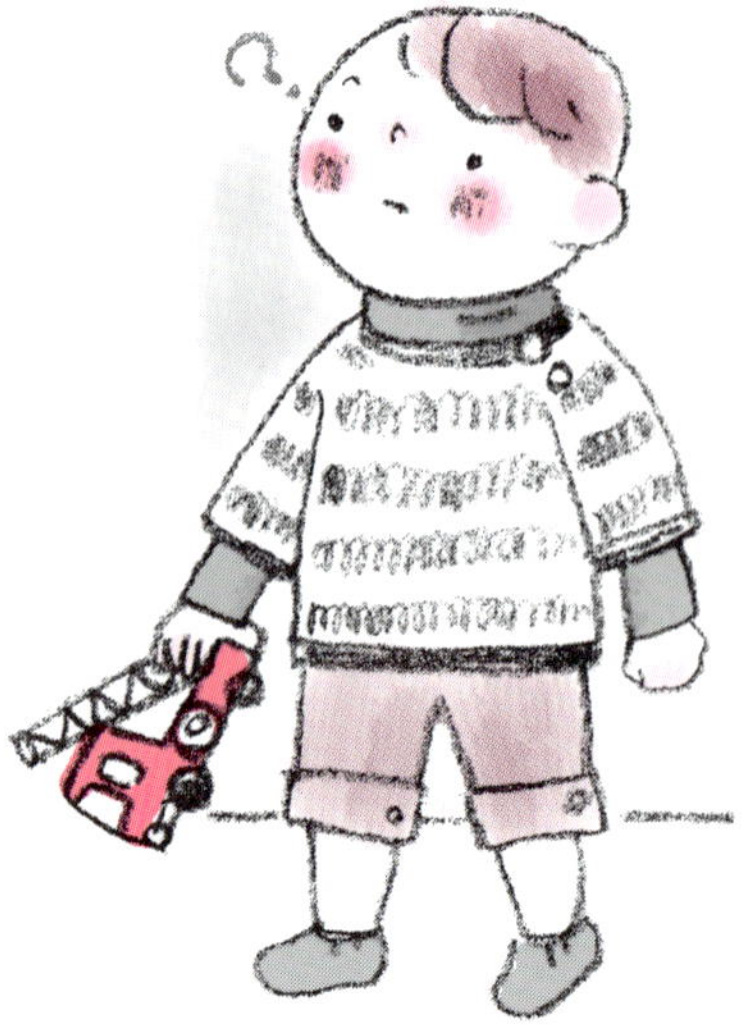

ポイント7……【ほめる】子どもが好む遊びをして、どんどんほめる……27
ポイント8…【ふれあう】スキンシップで感覚をはぐくむ……28
ポイント9……【がまん】気持ちのコントロールを教える……29
ポイント10…【あいさつ】いっしょにあいさつをする……30

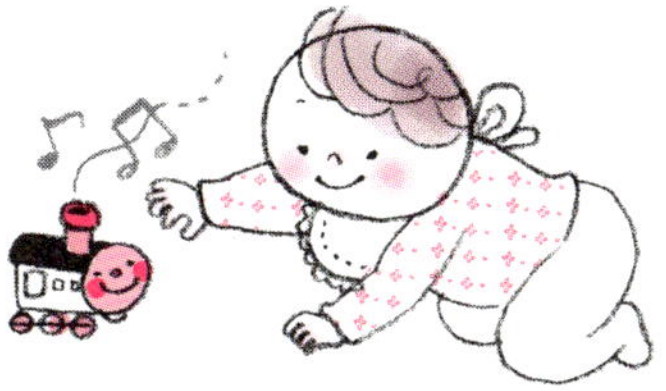

2 うちの子は、ことばが遅い？

うちの子は、ことばが遅い？……31
ことばが出るまで、何年待てばいい？……32
【発語の目安】一歳半が目安だが、個人差が大きい……34
【サイン】ことばを話せない、理解できない……36
【サイン】人と目をあわせない、なつかない……38
【サイン】「こだわり」が強く、よくパニックを起こす……40
【サイン】運動が苦手で、見本をみせてもまねしない……42
【サイン】生活習慣が身につかず、気が散りやすい……44
【検査】一歳半、三歳、就学時に「健診」がある……46
【検査】発達検査でわかることには限界がある……48
【コラム】成長があと戻りすることがある？……50

3 原因探しより、対応が大事……51

ひょっとしたら、病気かもしれない……52

【原因】個人差、聴覚、脳の障害などが要因に……54

【原因】検査や診断より、そのあとの対応が大事……56

【言語発達障害の対応①】対応の仕方は原因に応じてさまざま……58

【言語発達障害の対応②】障害のきざしがみられたら相談を……60

【聴覚障害の対応】難聴の場合、専門的な対処をはじめる……62

【発達障害の対応】自閉症《じへいしょう》・AD／HDは、まず特性を理解する……64

【コラム】「○○的な傾向」といわれたら？……66

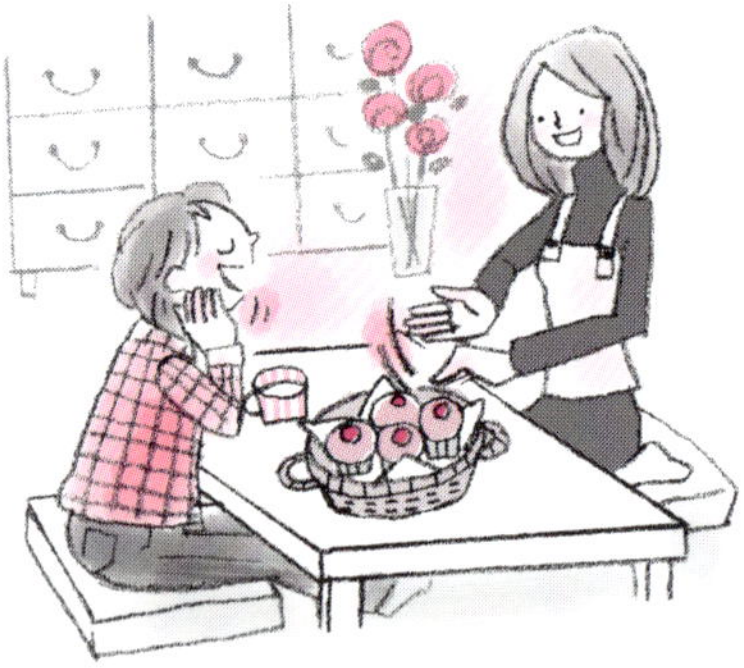

4 困ったときは、専門家に相談……67

専門の病院に行ったほうがいい？……68

【専門家】医療機関のほかに、相談機関も利用できる……70

【専門家】ST（言語聴覚士）と協力して対応する……72

【療育】まずは接し方を変えて、成長を待つ……74
【療育】専門的な対応には一長一短がある……76
【グループに参加】親の会に入って、悩みを共有する……78
【グループに参加】健診後のフォローや療育グループを利用する……80
【コラム】窓口が次々に変わって不安なときは？……82

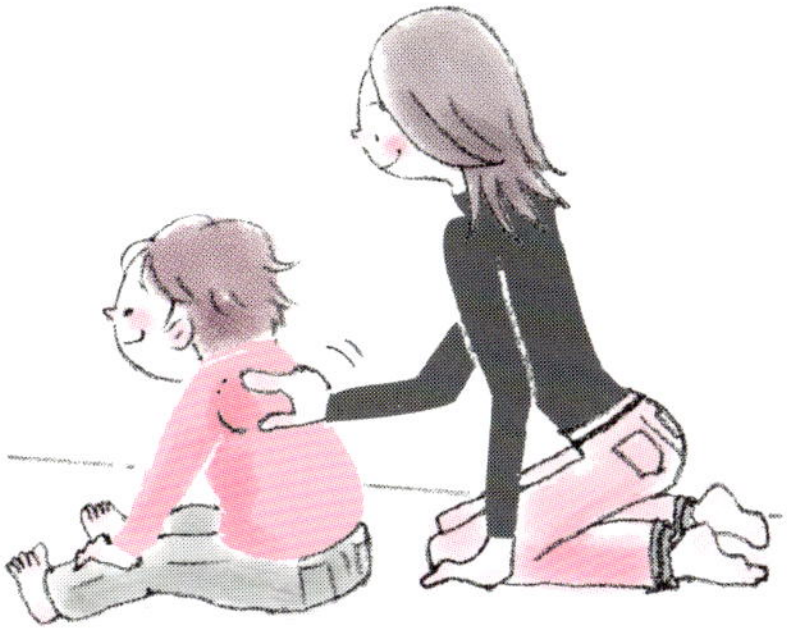

5 対応のゴールは、楽しく暮らすこと……83
就学先は、どうやって選ぶ？……84
【家庭での対応】きょうだいや友達とくらべない……86
【家庭での対応】保護者自身の生活も大切にする……88
【学習面の対応】幼稚園、小学校は生活にあわせて選ぶ……90
【学習面の対応】先生には、事情を伝えたほうがよい……92
【人間関係の対応】近所づきあいはマイペースでかまわない……94
【人間関係の対応】子ども同士の交流は本人主体に……96
「遅れ」にとらわれずに育てていこう……98

ことばの成長①

「ことばの遅れ」って、どんなことをいうの？

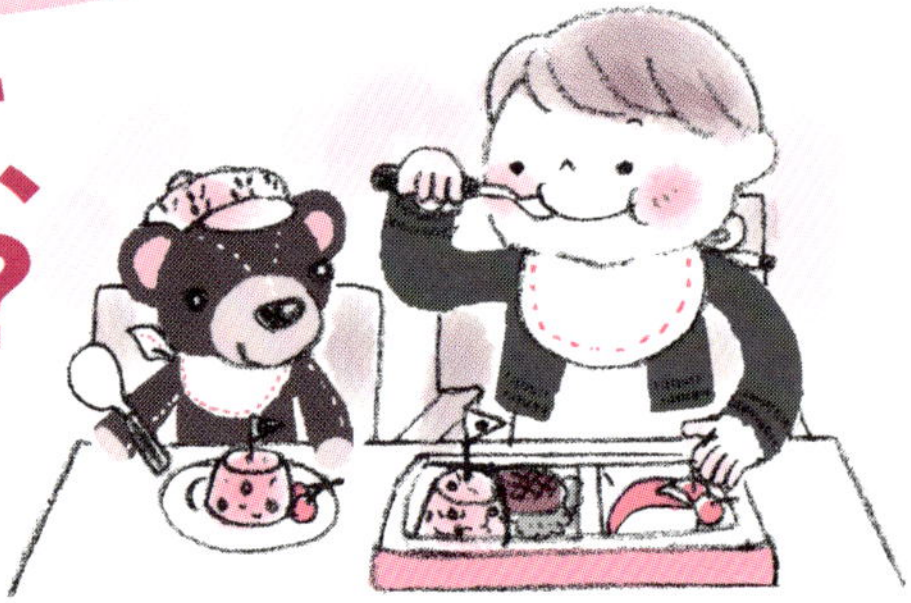

「ことばの遅れ」は病気ではなく、
成長度の問題です。わかりにくい概念ですが、
「遅れ」の正体を理解するためには、
まず「ことば」とはなにかを知ることが大切です。

「ことば」は3つの要素でできている

ことばの遅れというと、発語に気をとられがちですが、ことばは発語だけでできているのではありません。3つの要素で構成されています。

発語
Speech

「バナナ」と発声すること。成長して舌のつくりがととのい、声を出す技術を身につけると、発語できるようになる

意味の理解
Language

「バナナ」とはなにかを理解すること。生活のなかで、バナナと接することで意味がわかるようになる

コミュニケーション
Communication

「バナナ」ということばを使って、周囲とやりとりをすること。それができて、はじめてことばが意味をもつ

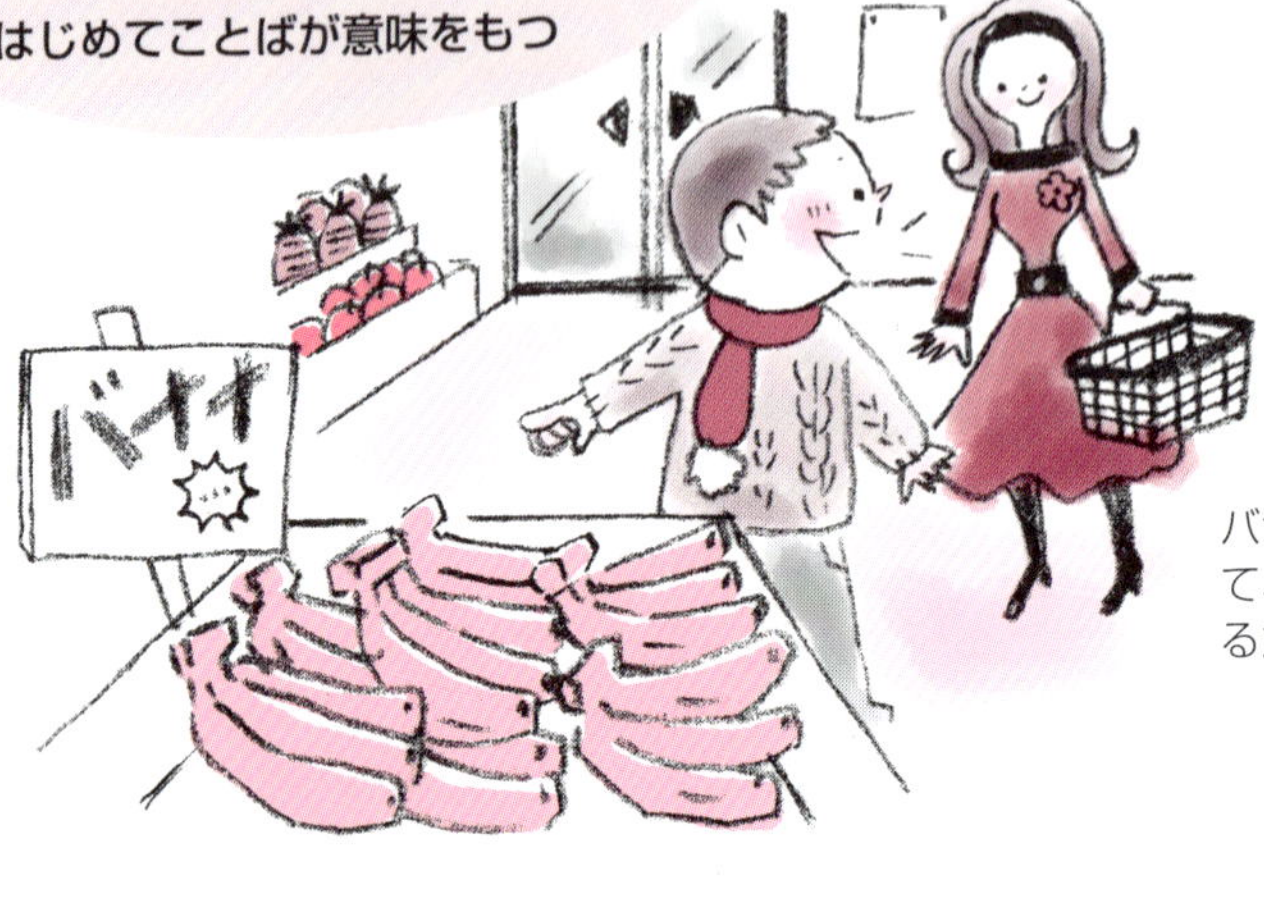

バナナが食べ物だと理解して、食べたいと意思表示するために、ことばを使う

話しはじめる年齢がほかの子より遅いこと

「ことばの遅れ」とは、発語やことばの理解が同年代の子よりも遅れることをいいます。性格や環境などさまざまな要因が関係していて、原因をひとつにしぼることはできません。

遅れが目立つのは、だいたい一歳から三歳までです。四歳をすぎても遅れている場合は、中枢神経《ちゅうすうしんけい》系《けい》の問題など、なんらかの原因がある可能性が強くなります。

「発語」や「平均」にこだわらないほうがよい

「遅れ」というと、子どもを「ふつうじゃない」と否定するような印象もありますが、遅れは異常ではありません。成長の仕方は、人それぞれ違って当たり前です。

また、大事なのは発語だけでなく、意味の理解や意思表示など、コミュニケーション全体です。子どもの気持ちやしぐさにも目をむけるようにしましょう。

ことばの成長は個人差が大きい

ことばの遅れとは、標準とくらべた場合の「遅れ」です。しかし、発達にはどうしても個人差が出ます。違いをあまり気にしすぎるのも考えものです。

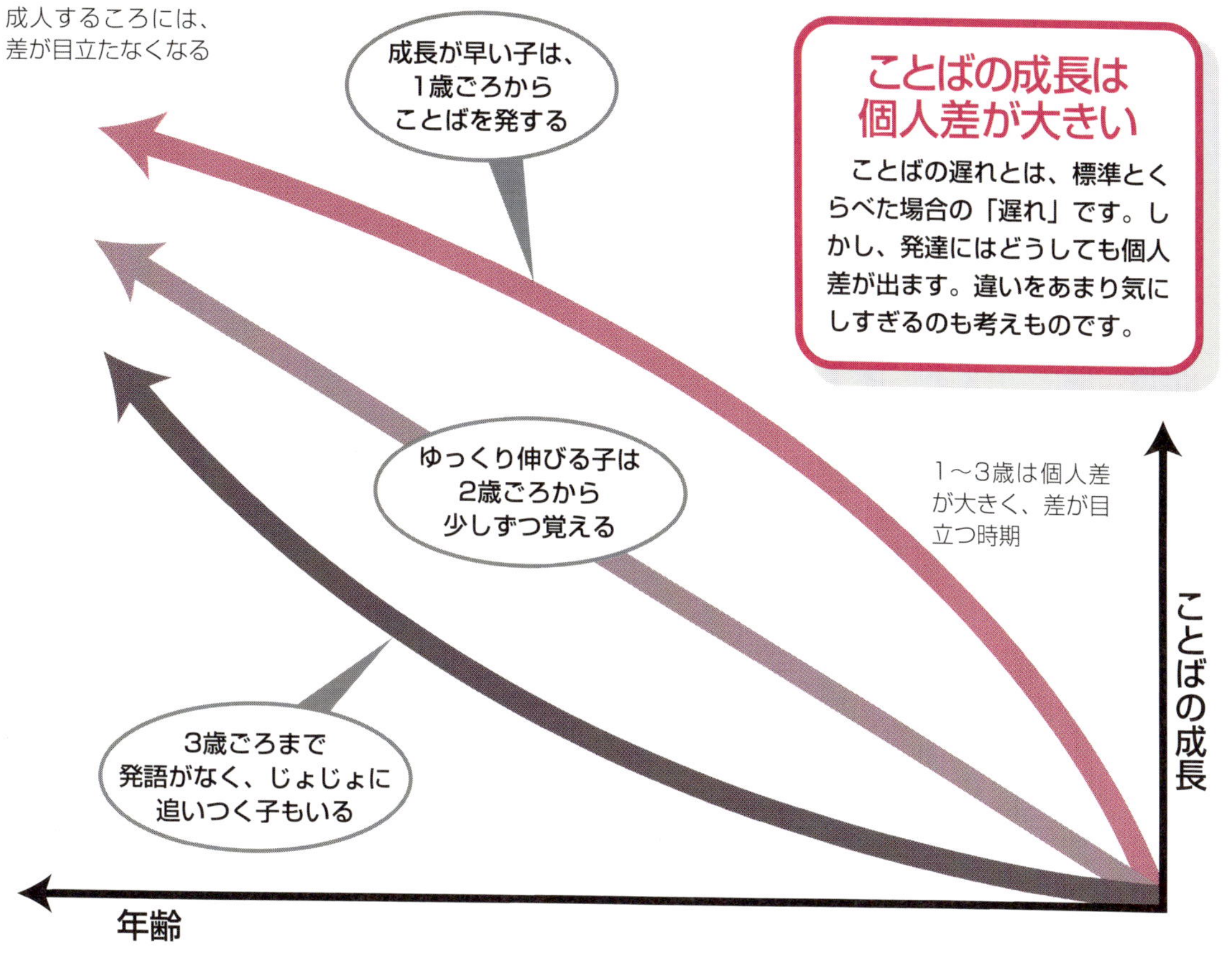

成人するころには、差が目立たなくなる
成長が早い子は、1歳ごろからことばを発する
ゆっくり伸びる子は2歳ごろから少しずつ覚える
3歳ごろまで発語がなく、じょじょに追いつく子もいる
1～3歳は個人差が大きく、差が目立つ時期
ことばの成長
年齢

「ことばかけ」の方法だけにとらわれないで

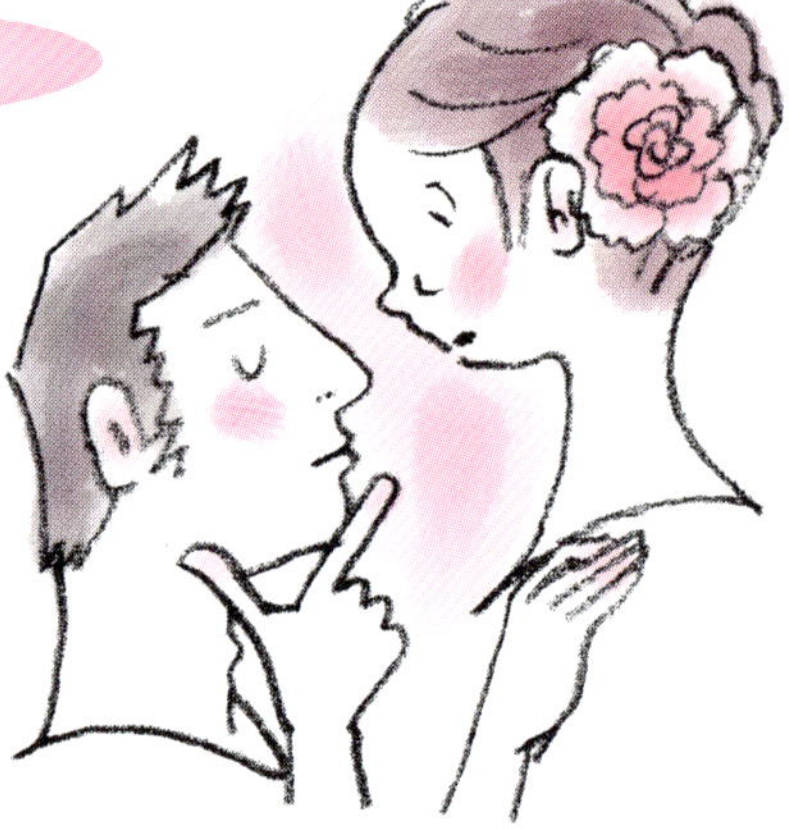

まわりの子よりも発語が遅れている場合に、ことばを引き出すためにまず考えつくのは「ことばかけ」でしょう。しかし、それだけでことばが発達するわけではありません。

絶対正しい方法なんて、ない

ことばかけによって発語をうながすことができるのは事実ですが、なかには、にぎやかなのが苦手な子もいます。子どもにあわせた対応をしましょう。

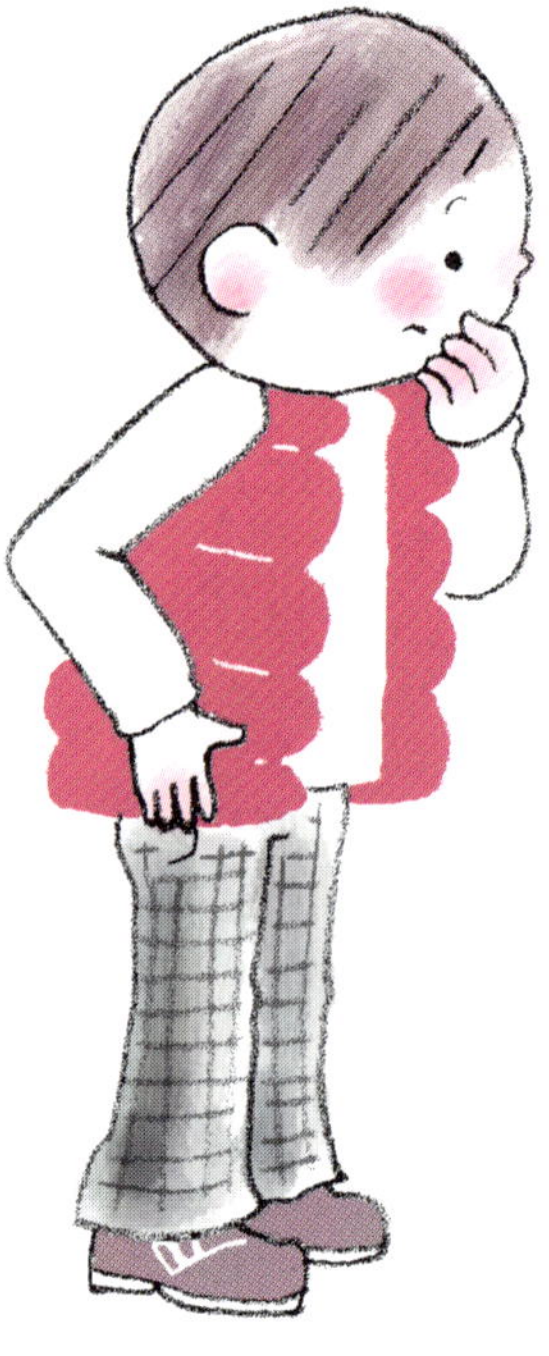

さびしがりやのお兄ちゃんには、接する機会が多く、優しいしつけがぴったり

お兄ちゃん		妹
○	なるべく優しく、おだやかに	△
×	自由にまかせて放任主義	○
△	いつも厳しく、きちんとしつけ	×

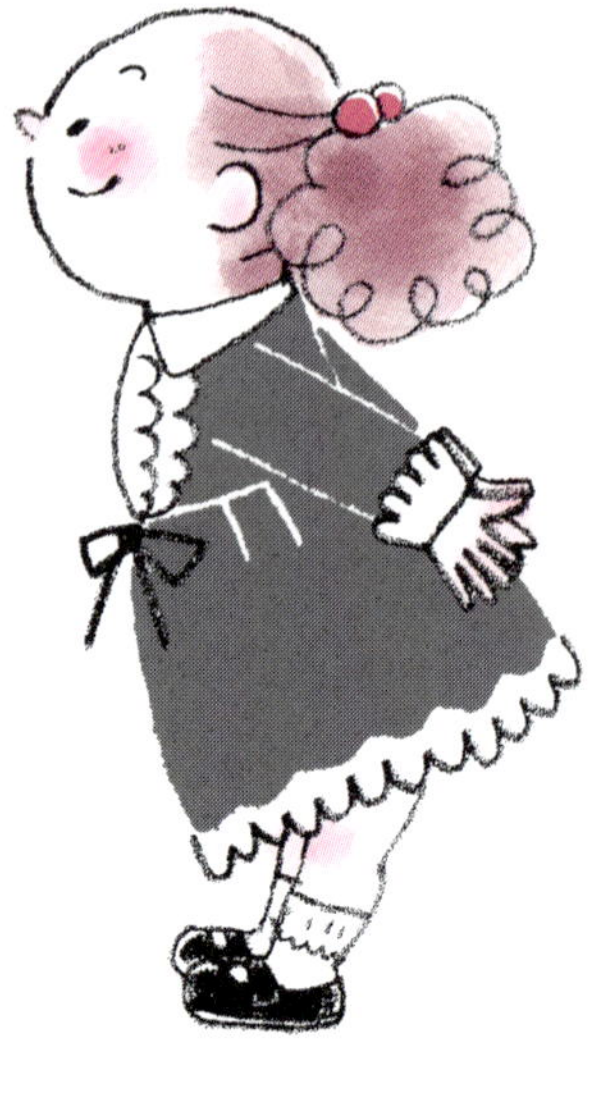

自由気ままな妹は、干渉が少ないほうがのびのびとする。兄とはタイプがまったく違う

ひとつの方法にこだわらず、子どもひとりひとりの気持ちにそった育て方をする

話し方のコツを過信しない

子どもの発語をうながすためには、積極的にことばをかけることが大切です。話し方にはコツがあり、ゆったりとした語りや、赤ちゃんことばで話をすると、子どもに伝わりやすくなります。

ただし、そういった知識を過信してはいけません。よい方法でも、子どもによってはあわない場合があります。反応が悪ければ、ほかの方法も考えましょう。

生活全体をみすえた子育てをする

話し方をどんなに工夫しても、それだけでは、ことばは発達しません。ことばを覚え、使いこなすためには、脳の成長が必要です。

脳は、心と体の成長があって、はじめて育つもの。「とにかく話しかけてことばを引き出そう」とあせらず、ことばも感情表現も、体の健康も、ぜんぶ同じように大事だと考えてください。

心と体をはぐくむことが大事

ことばは、脳からつくり出されます。ことばをつくるためには、脳全体の成長が必要です。そのためには、心と体がすこやかに育つことが大切なのです。

ことばの発達には、心と体の土台が必要

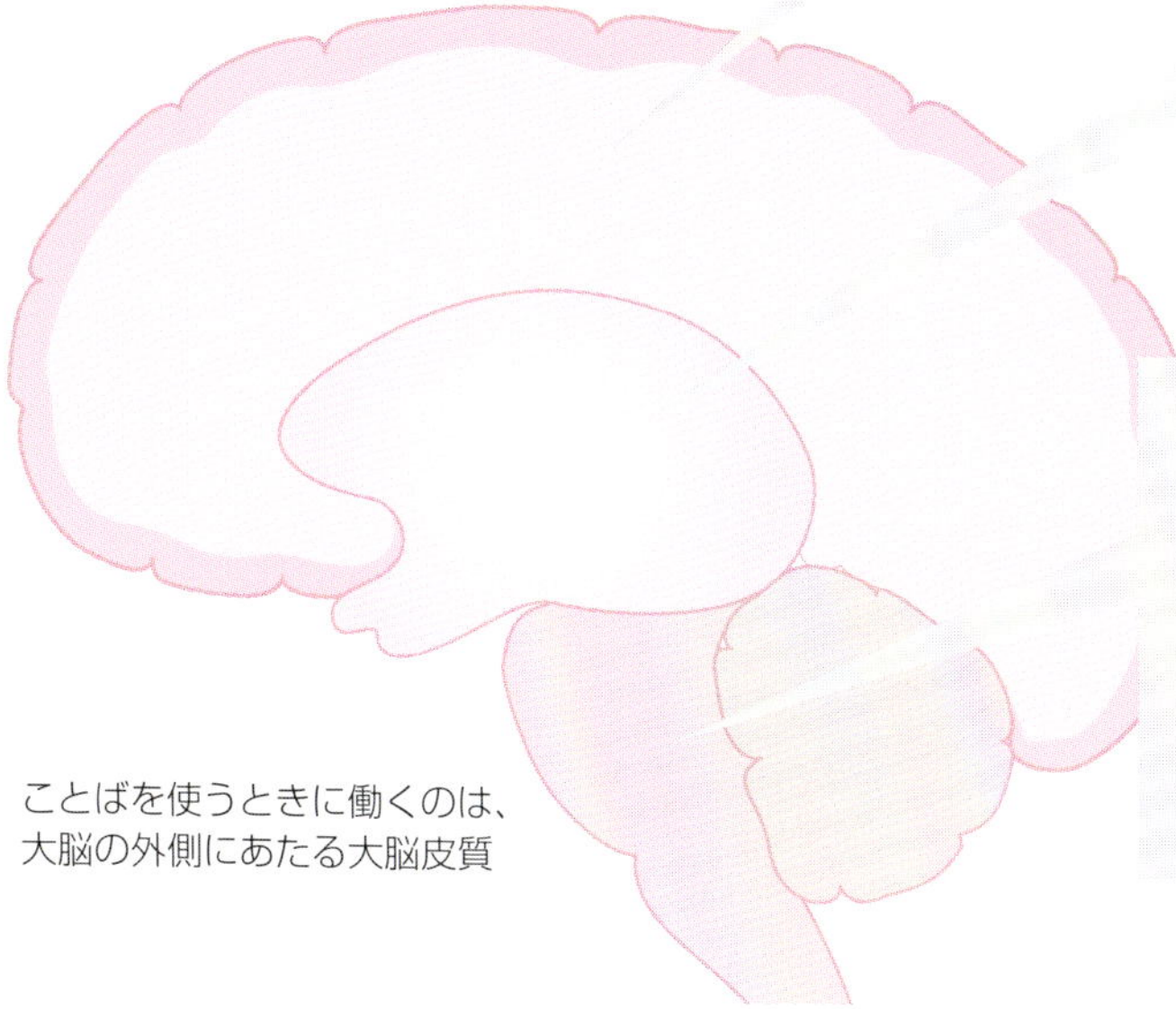

ことばを使うときに働くのは、大脳の外側にあたる大脳皮質

ことば（大脳《だいのう》）

ことばは脳の表面にある「大脳」でつくられている。ことばを使ったり、記憶したりするときにも、大脳が働いている。

●会話することで鍛えられる

心（大脳辺縁系《だいのうへんえんけい》）

大脳の中には「大脳辺縁系」があり、そこから感情がうまれてくる。家族にまもられ安心できると、この部分が育つ。

●感情交流をすることで育つ

体（脳幹《のうかん》）

脳の幹のような部分を「脳幹」という。呼吸や睡眠など、体を健康に保つために必要不可欠な働きをしている。

●生活リズムをととのえ、体を動かす遊びをすることでよく働く

ことばの成長③

障害があってもなくても、望ましい育て方は同じ

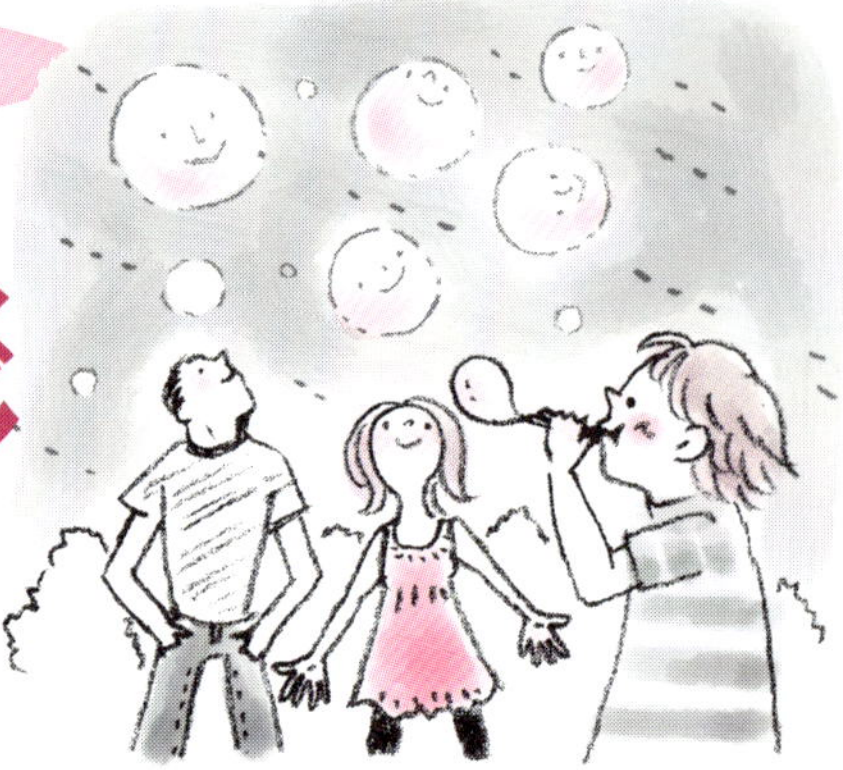

ことばの発達には個人差があり、
なかには習得が遅れる子もいます。しかし、
遅れにあわせて育て方を極端に変える必要はありません。
子育ての基本は、万人に通じます。

心と体をはぐくみ、ことばのビルを建てる

ことばの遅れとは、あくまでも他人との比較です。少しばかり遅れがあるからといって、育て方をなにもかも変える必要はありません。いままでより丁寧な育て方、話し方を心がければ十分です。

まず、生活リズムをととのえます。規則正しい生活で体と感覚をはぐくみ、コミュニケーションの土台をつくります。次に安心できる環境づくりです。子どもは家族の共感をえてリラックスすると、脳を活発に働かせ、大人のことばや人との交流に関心をよせます。

コミュニケーションへの興味がうまれ、話す準備ができたら、簡単なことばから教えていきます。ビルを建てるように、少しずつ経験を積み重ねていきましょう。

いちばん大事なのは、楽しく暮らすこと

規則正しい生活をして、丁寧な話しかけをしても、なかなかことばを話さない子もいます。子育てに絶対はないのです。

大事なのは、できる範囲でコミュニケーションをはかっていくこと。ことばが遅れていても、障害があっても、気持ちが通じあえば、それがいちばんです。そのための助けになることを、優先してください。発語にこだわる必要はありません。大切なのは、子どもが楽しく豊かな生活を送れるよう、サポートをすることです。

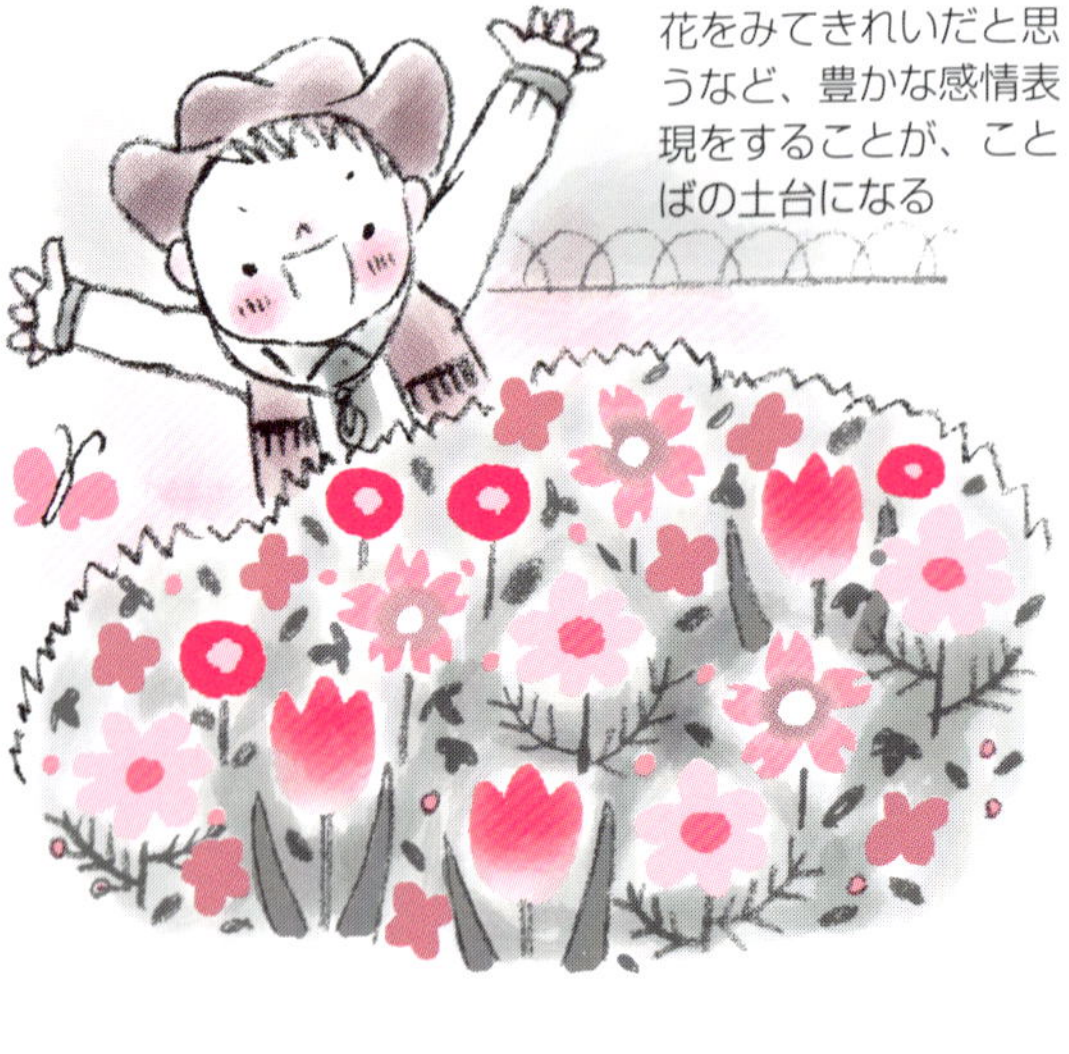

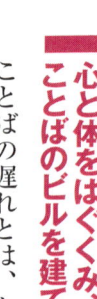

花をみてきれいだと思うなど、豊かな感情表現をすることが、ことばの土台になる

1
ことばをはぐくむ10のポイント

子どものことばを育てるためには、
よく話しかけることが大切です。
しかし、話しかけるといっても、
具体的にどうしたらよいのでしょう？
ここで、子どもと話すときのポイントを紹介します。

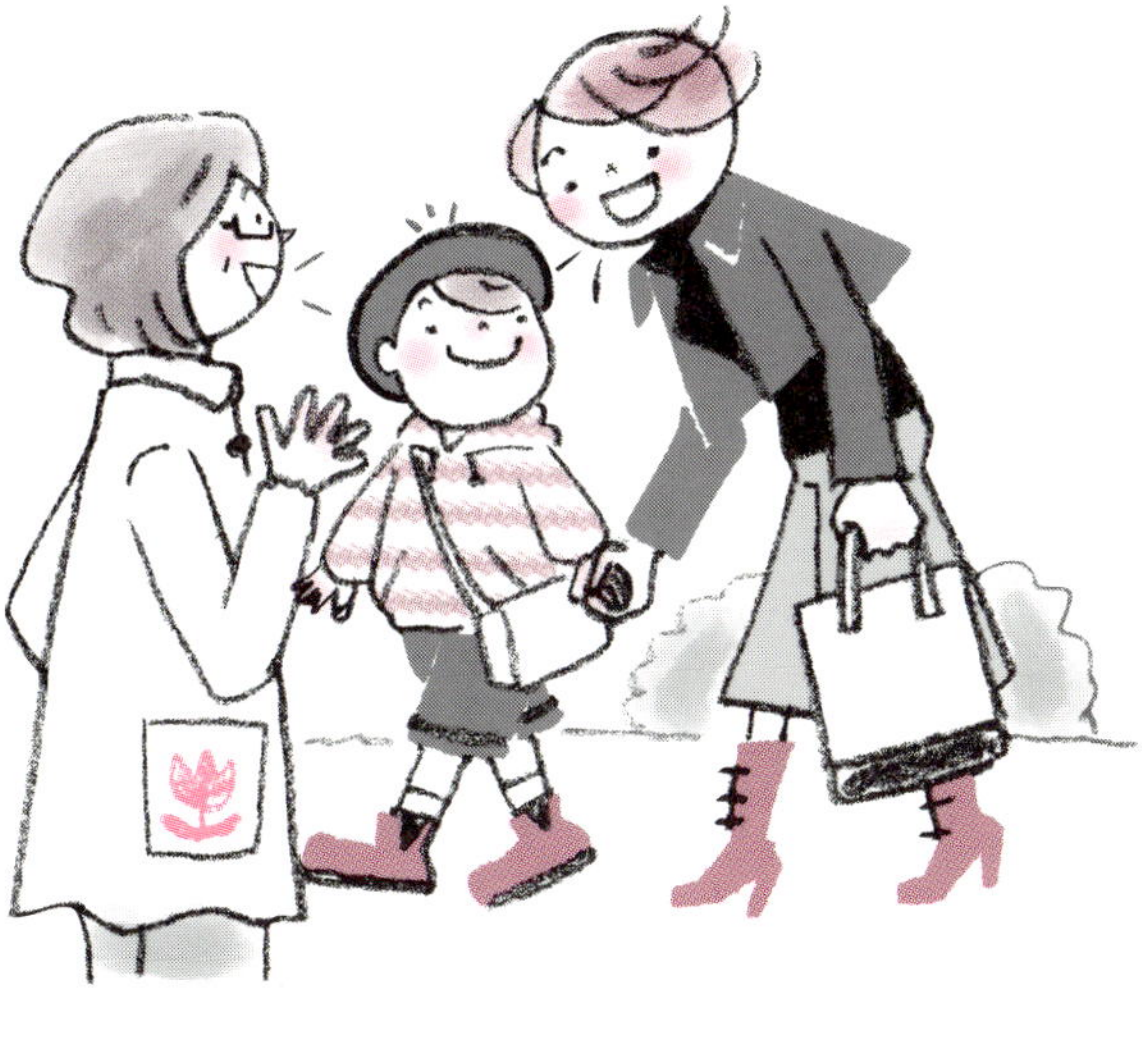

子どものことばを育てたい

1 うちの息子は1歳半をすぎても、ことばを話しません。まわりの子は、両親を呼んだり、ものの名前を覚えたりしているのに……。ちょっと不安です。

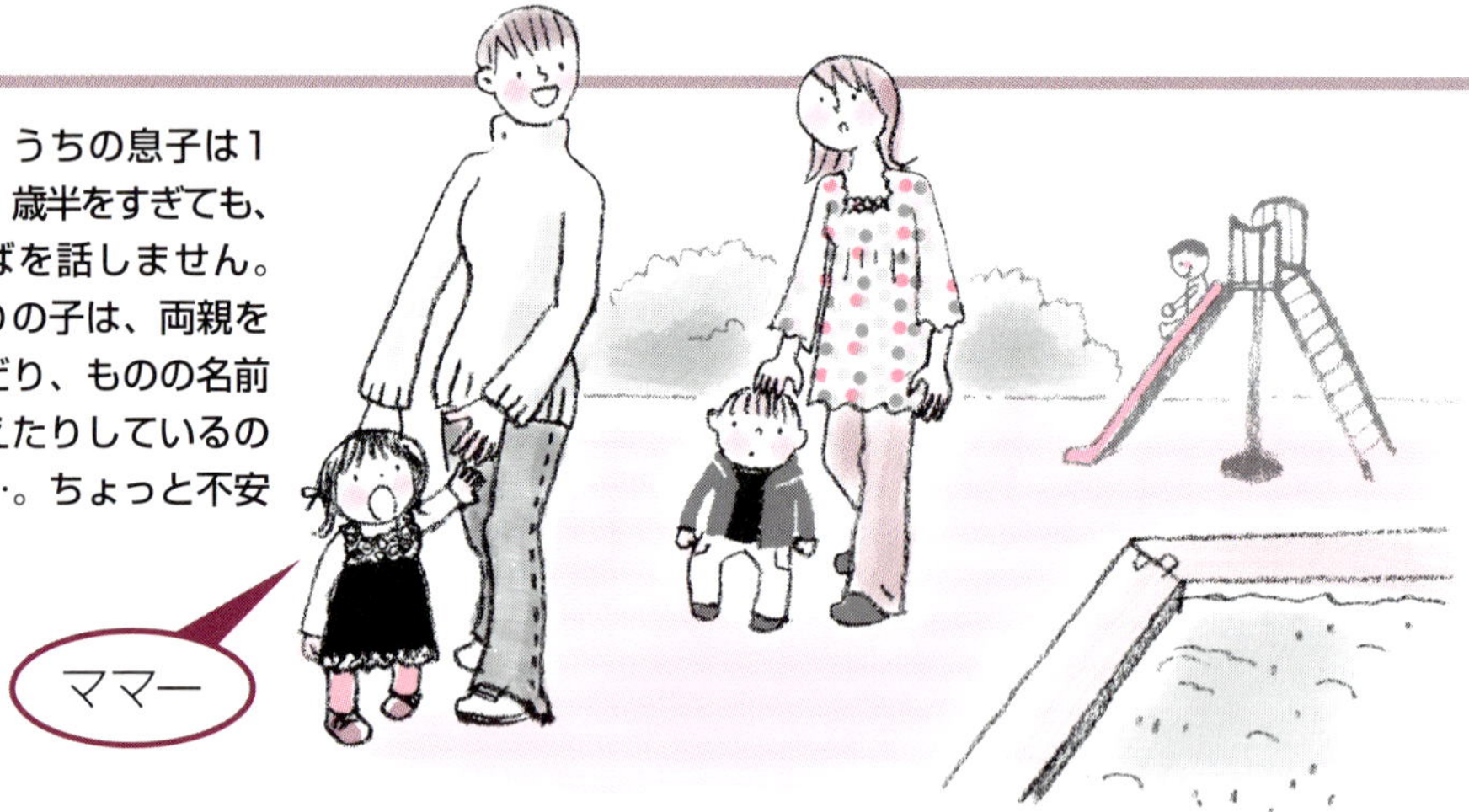
ママー

2 子どものことばを育てるためには「ことばかけ」がいいっていうから、私はどんどん話しかけています。でも、息子は応えてくれません。

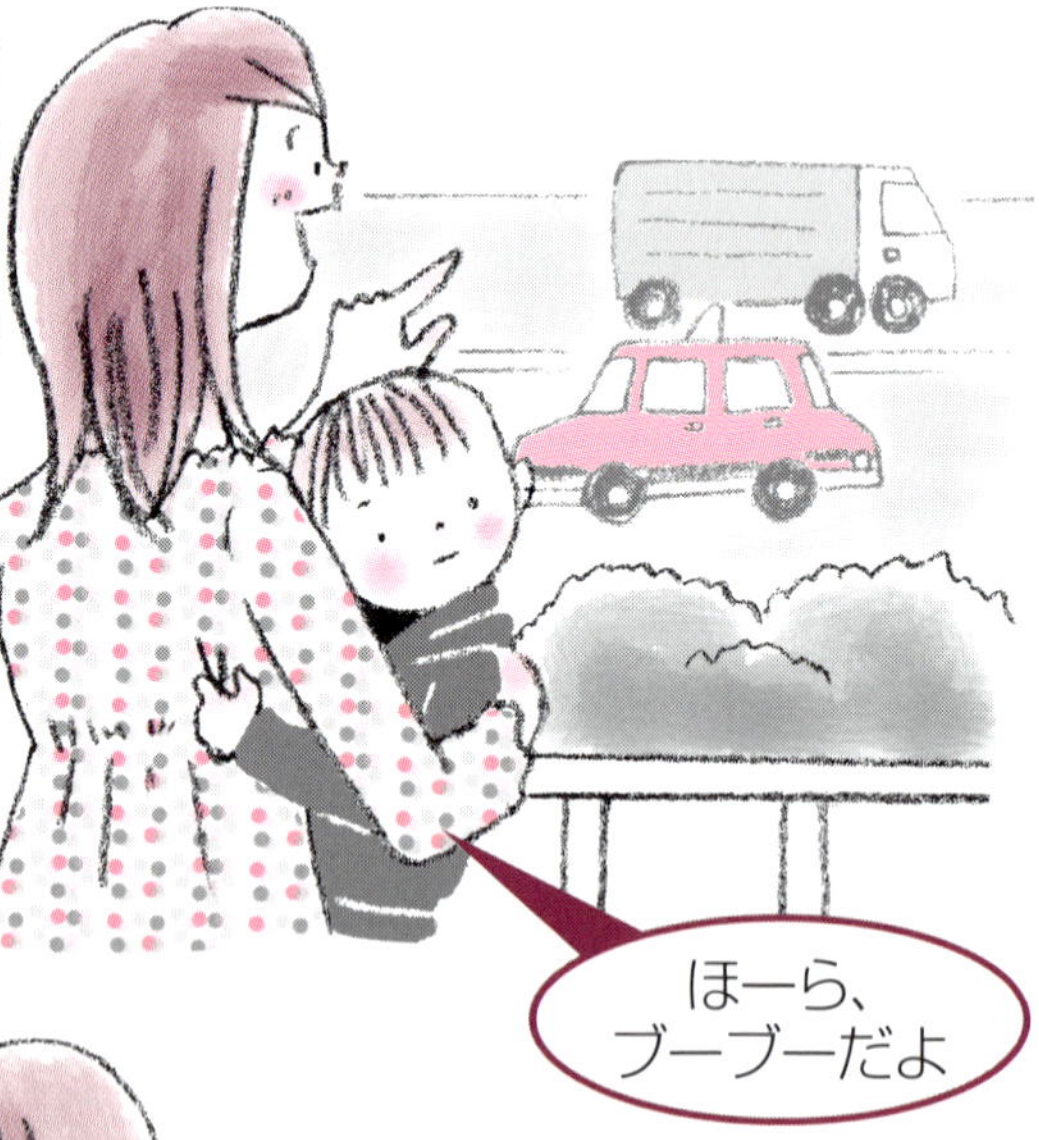
ほーら、
ブーブーだよ

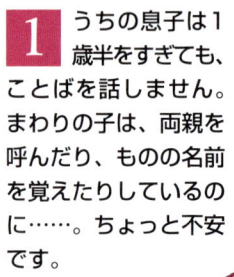

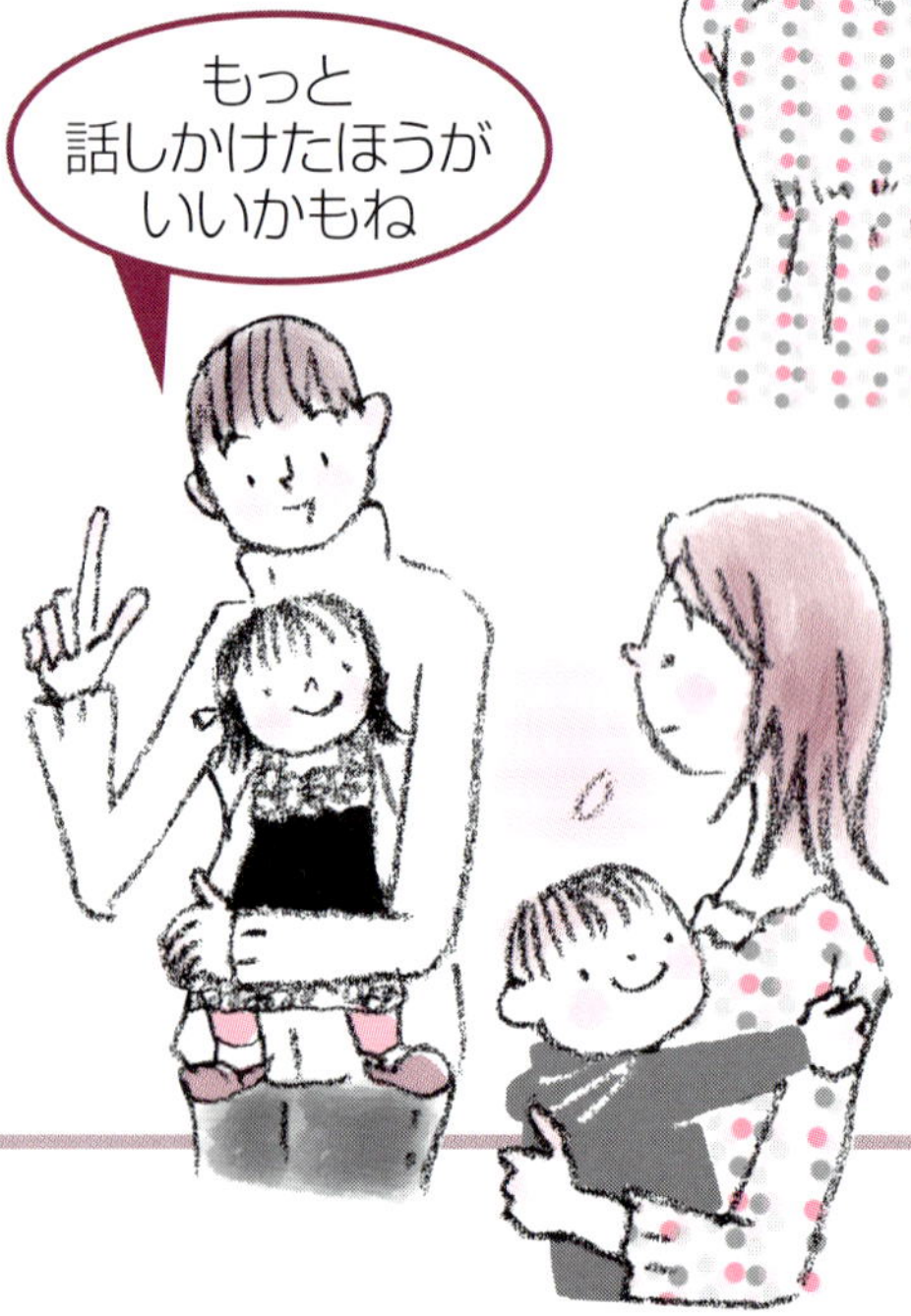
もっと
話しかけたほうが
いいかもね

3 まわりの人は、私の「ことばかけ」がたりないっていいます。自分では一生懸命がんばっているつもりなんだけど、育て方が悪いのかしら……。

4 がんばっても効果が出ません。私の話し方に問題があるんじゃないかと、思いはじめました。たしかな方法がわからず、ますます不安です。

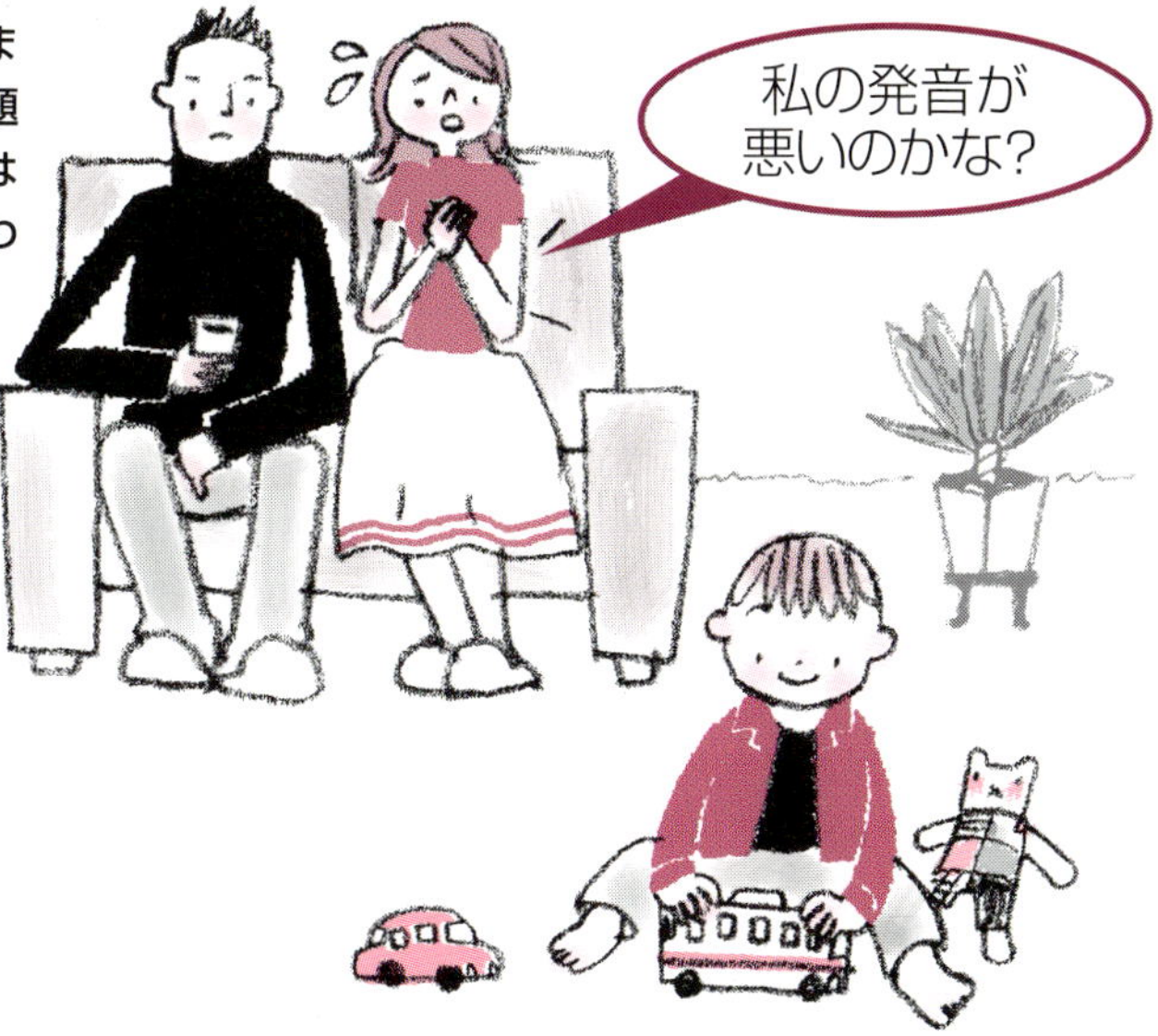
私の発音が
悪いのかな?

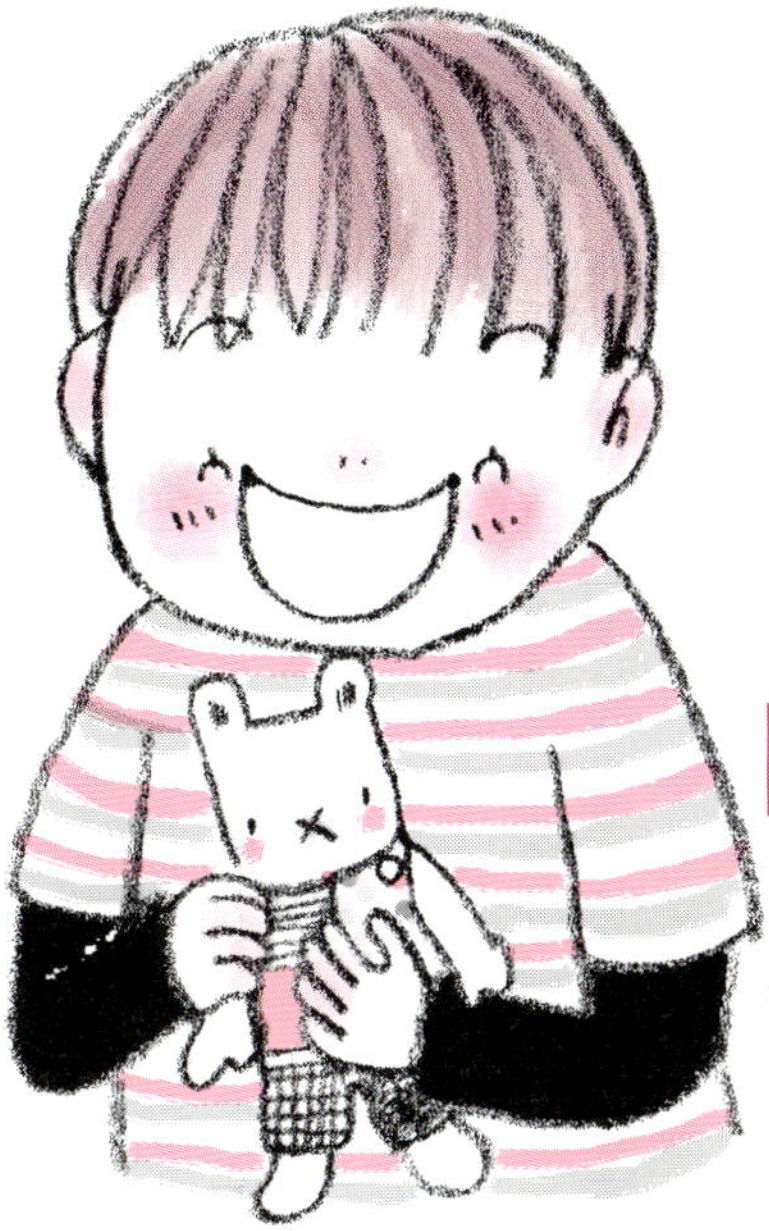

5 でも、子どもの笑顔をみると、悩んでないで努力しようって思います。この子が元気よく成長していけるように、もっともっと「ことばかけ」をしよう。

6 ひとりで悩んでいてもつらくなるばかりだから、育児雑誌をみながら夫と話しあってみました。私たちにできることって、どんなことがあるんだろう。

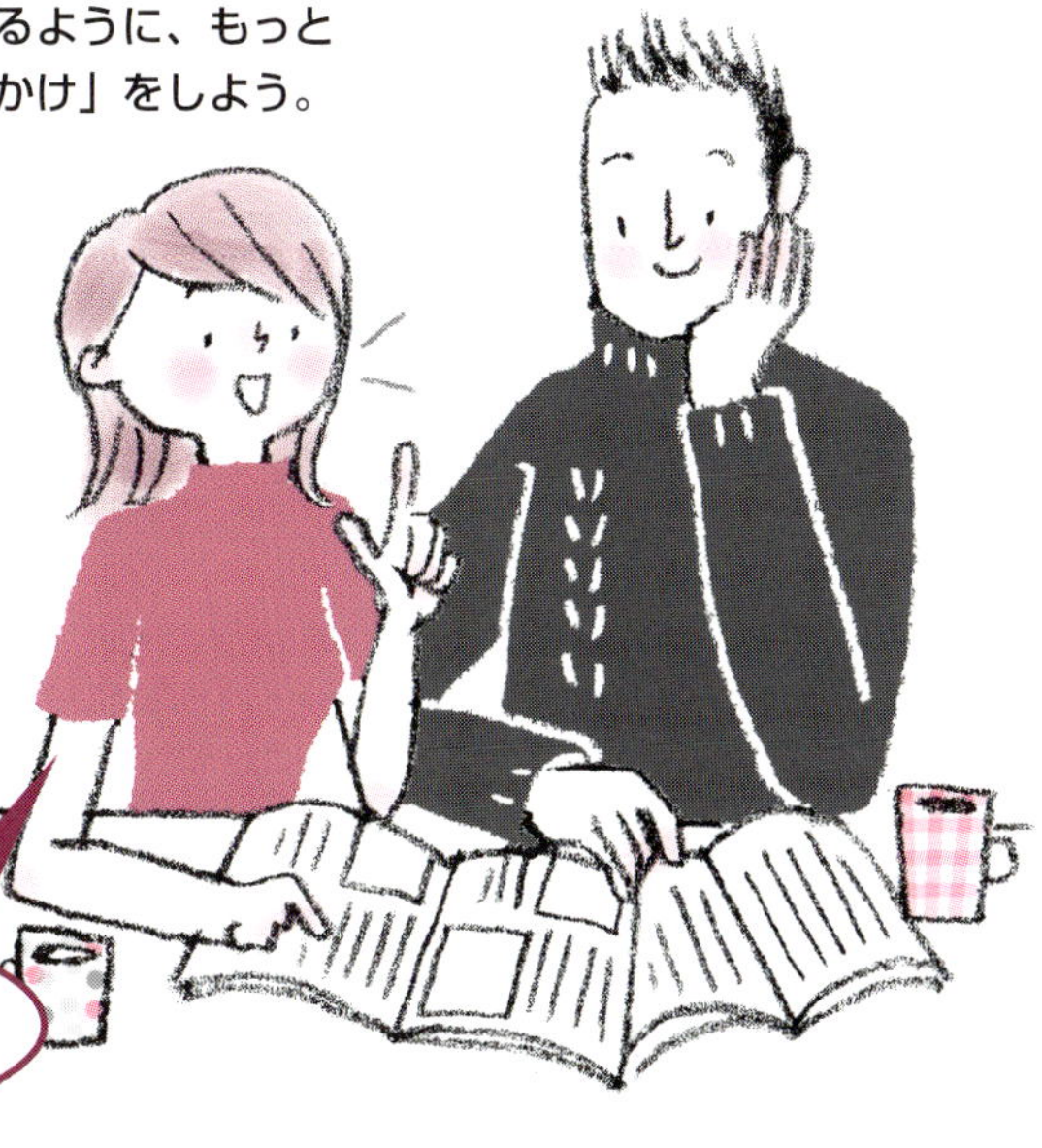
こういう話し方、
してみようか

子どものことばを育てるためには、どんな接し方をしたらよいのでしょうか。正解はないでしょうけど、話し方や暮らし方のヒントはあるのでは？

ポイント0

生活する

ことばを教える前に、心と体を育てよう

ことばの問題となると、つい話し方に比重を置いてしまいがちですが、それよりもまず、暮らし方のポイントをおさえましょう。

ことばをはぐくむ前に準備が必要

ことばの発達は、子どもの成長のなかの一側面です。そこだけに注目していると、視野の広い子育てができません。話し方ばかりにこだわる一面的な育て方では、ことばの育ちがかえって遅れてしまうこともあります。

ことば、ことばと一直線に考えるのではなく、心や体を育てることも心がけましょう。

しぐさで気持ちを伝えたり、いっしょに遊んでコミュニケーションをとるなど、ことば以外のやりとりも積極的にします。すると子どもは脳を働かせて考えます。そうしたやりとりが、ことばを覚えるための準備となります。

生活リズムをととのえる

人間の体は、昼間は働き夜は休むようにできています。そのリズムがくずれると、脳が元気に働かず、ことばの発達に影響することも考えられます。ことばをはぐくむためには、規則正しい生活が必要なのです。

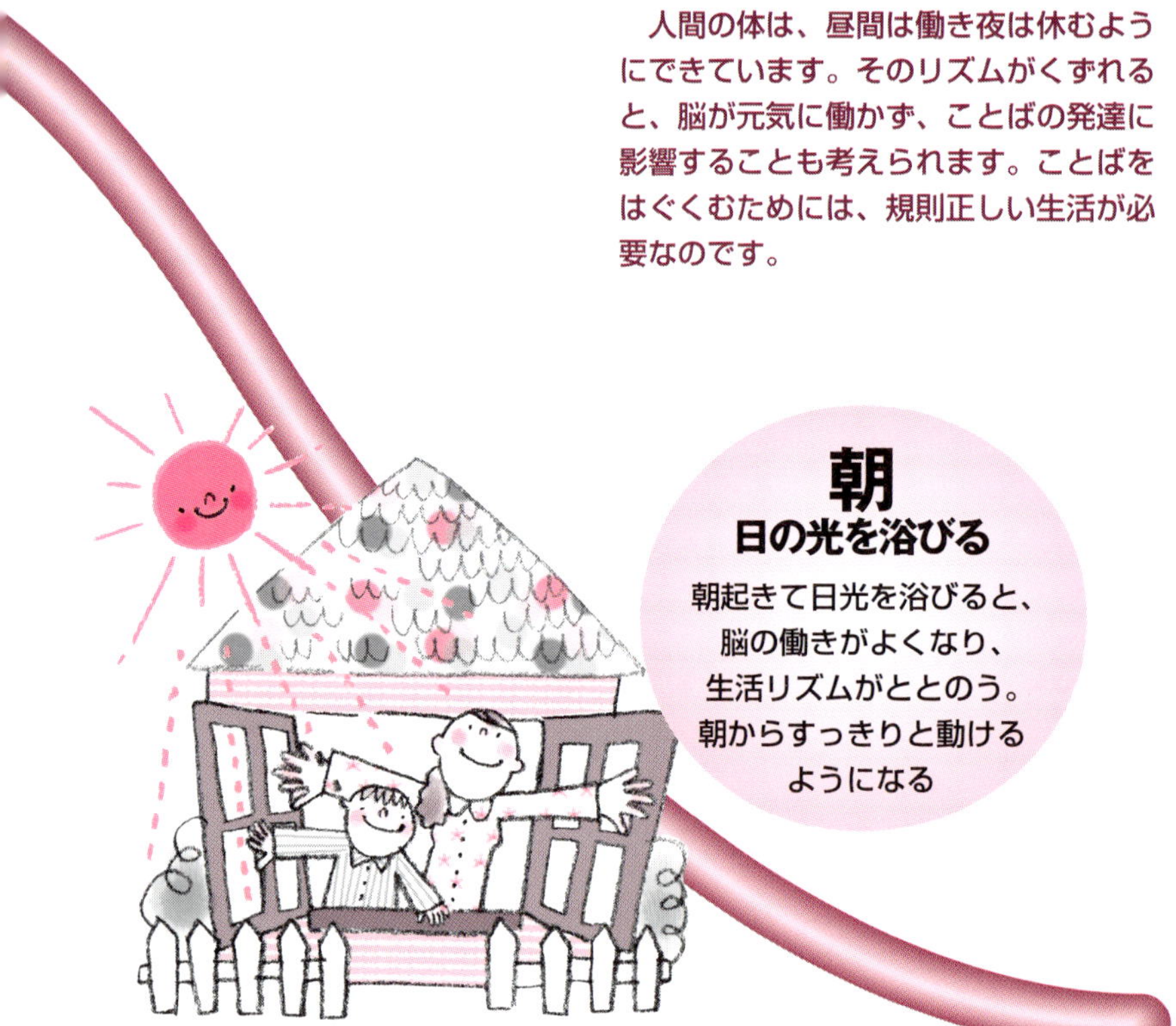

朝
日の光を浴びる

朝起きて日光を浴びると、脳の働きがよくなり、生活リズムがととのう。朝からすっきりと動けるようになる

朝起きたら室内の明かりをつけず、窓を開けよう

よく学んだあとは、こころよい疲れでぐっすり眠れる

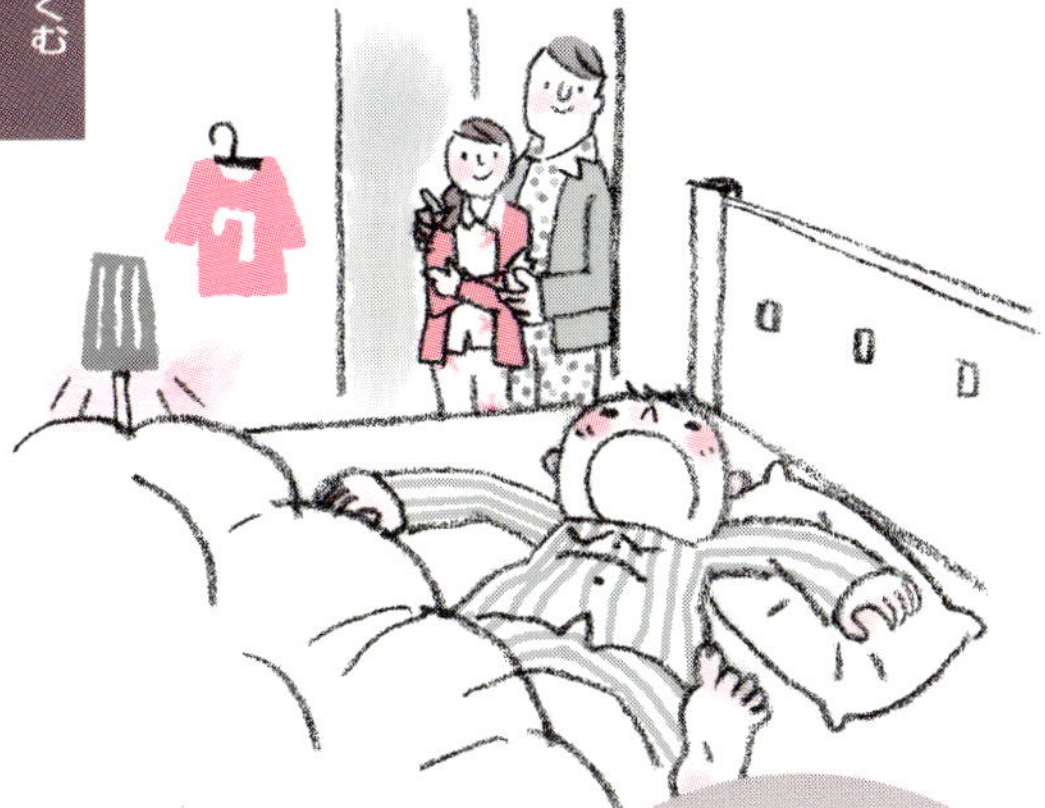

昼
よく遊びよく学ぶ

昼になると、心も体も活動的になる。昼間に遊んだり話したりするのが、ことばの発達にはなにより大切なこと

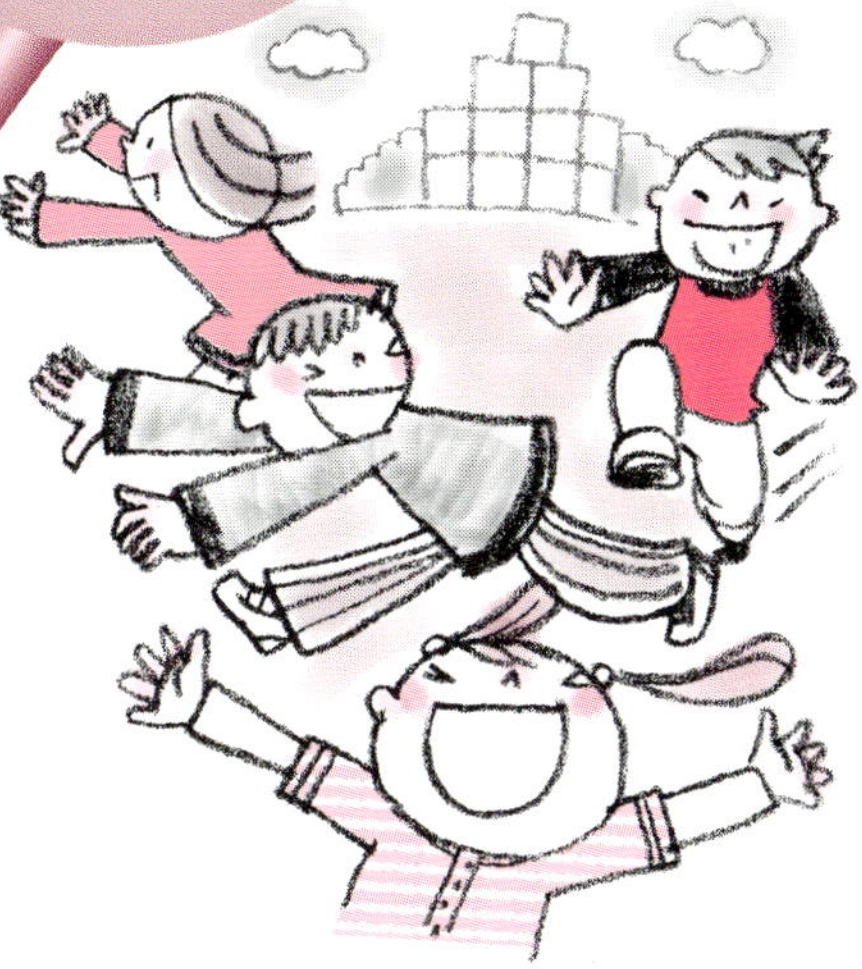

昼間はできるだけ外で遊び、たくさんの経験を積みたい

夜
眠って休む

夜は脳が休みたがっている時間。なにを教えても覚えがよくない。心身を休めて、翌日の生活リズムをととのえる

「生活リズム」なんて、本当にあるの？

早寝早起きをしないと体のリズムがくずれて不健康になると、よくいわれます。これは本当のことで、私たち人間の体には、神経系の働きのリズムがあります。

神経系、とくに脳は、夜中は働きが悪く、朝になると活性化して想像力が増し、夕方ごろから休みはじめるようにできています。このリズムにあわせた生活をすれば、脳の働きを十分に引き出せます。

反対に、夜更かしをして昼まで寝ているような生活では、神経系が働かない時間にものごとを学ぶことになります。ことばを覚えられなかったり、姿勢を保つことができなくなりがちです。

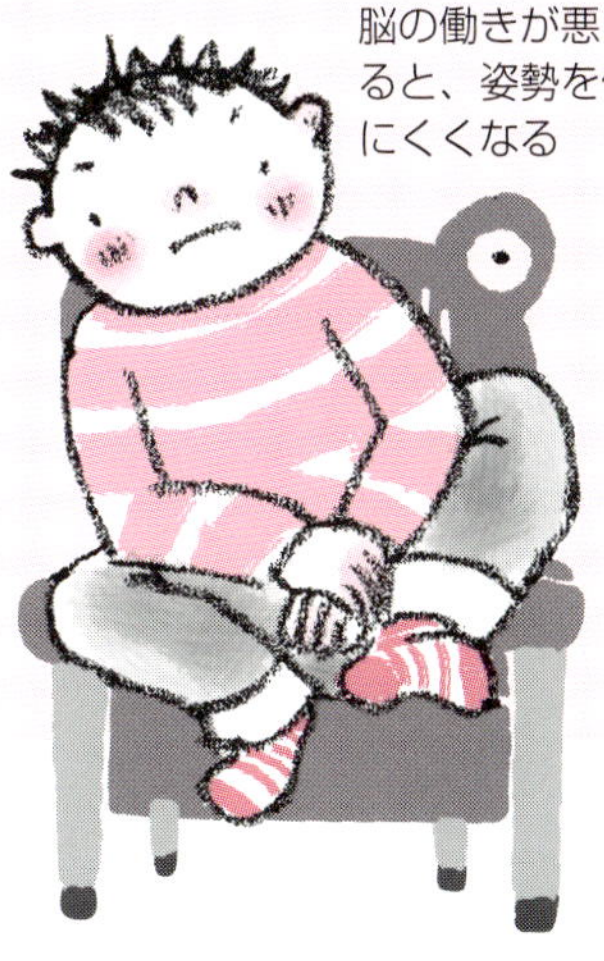

脳の働きが悪くなると、姿勢を保ちにくくなる

ポイント1

話す

わかりやすいことばで、ゆったりと話す

子どもにとっては、世話をしてくれている大人のことばが、いちばんの学習教材です。小さな子どもがまねしやすい赤ちゃんことばや、かけ声などを意識的に使ってみましょう。

心あたり、ありませんか?

小さいころから大人のことばを使わせようとしている

赤ちゃんことばを覚えさせると、大きくなったとき、きちんとしたことばづかいができなくなるのではと心配していませんか？大人のことばが悪いわけではありませんが、小さな子どもにとってはまねしにくい面があります。

●これも要注意

●話しかけなければと思っても、ひとりごとみたいで気恥ずかしい

●気がつくと、黙って世話をしていることが多い

じどうしゃ(のおもちゃ)、箱にしまっておこうね

＝

幼い子どもには聞きとりにくく、まねしにくいこともある

ブーブ、ナイナイね

＝

音の繰り返しがあるため、覚えやすく、発音もしやすい

赤ちゃんことばには意味がある

赤ちゃんことばには、くつしたを「タータ」と略して覚えやすくする方法と、「くちゅした」といって、子どもの発音にあわせる方法があります。どちらも、子どもが聞きとりやすく、まねをしやすい話し方です。

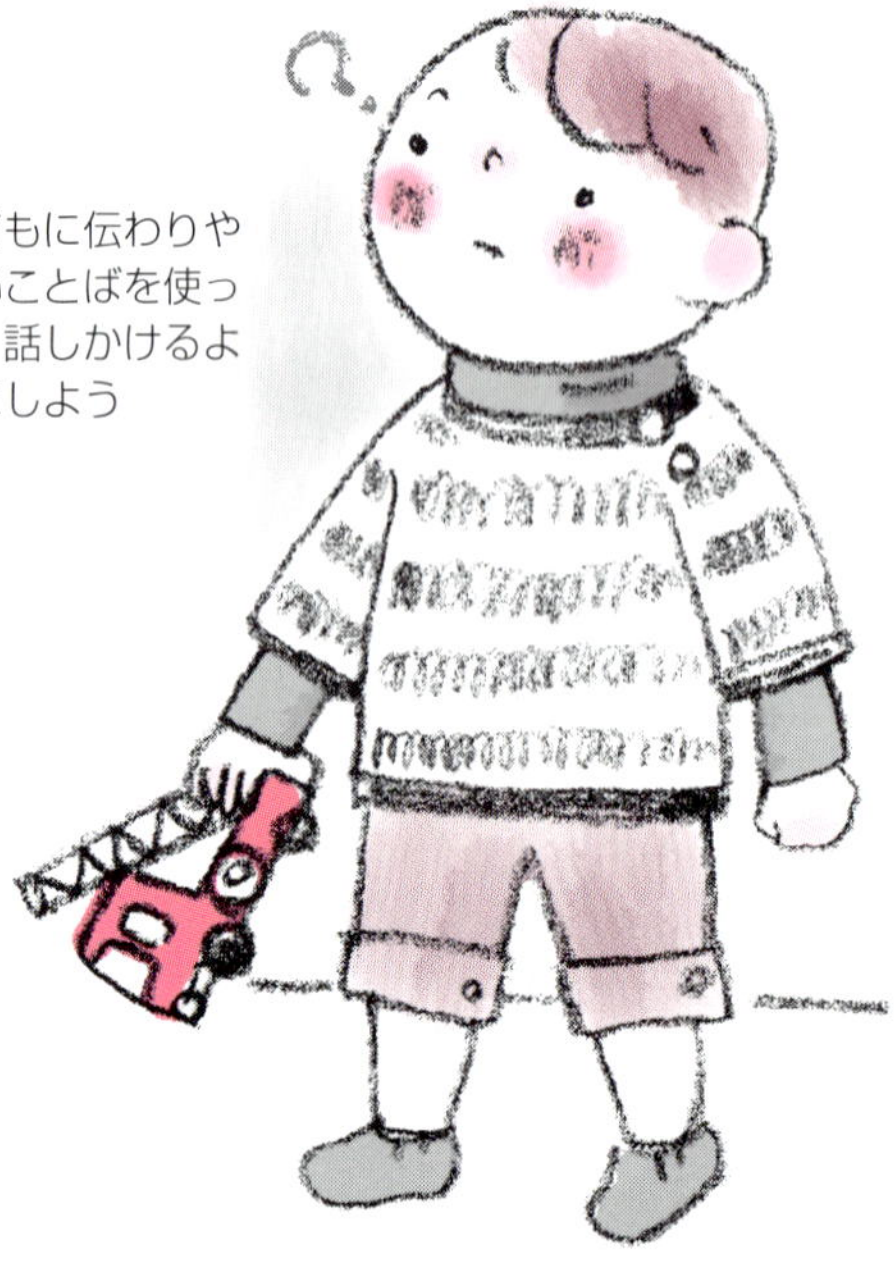

子どもに伝わりやすいことばを使って、話しかけるようにしよう

ことばかけは恥ずかしがらずに

ことばの通じない子を相手に、なにを話せばよいのかと思うかもしれませんが、むずかしく考えなくてだいじょうぶ。着替えのとき、そでを通しながら「お手々はどこかな?」、ごはんのときに「お口、アーン」、外に出たら「わー、いいお天気!」。ひとりごとみたいで恥ずかしいなんて思わずに、行動や気持ちを、ことばに出していってみればよいのです。

子どもにわかることばで話そう

「たくさん話しかけなければ」と、のべつまくなしに声をかけていても、子どもの聞きとり能力が追いつかなければ、ことばが素通りしてしまいます。

子どもに伝わりやすい赤ちゃんことばや「コロコロ」「よいしょ」といったリズミカルな擬態語《ぎたいご》、かけ声を使いながら、ゆっくりめの速度で楽しく声をかけましょう。

こんな対応がおすすめです

にこやかに歌うように話しかける

ことばづかいは同じでも、話し方しだいで印象はだいぶ違います。音を伸ばし、歌うような感じで名前を呼びかけると、あとにつづくことばもやわらかな、楽しい雰囲気になります。

こんなことばで!

ワンワンが、
バイバーイ! だって

ボール、
ポーンするよー

お手々、きれいに
ゴシゴシね

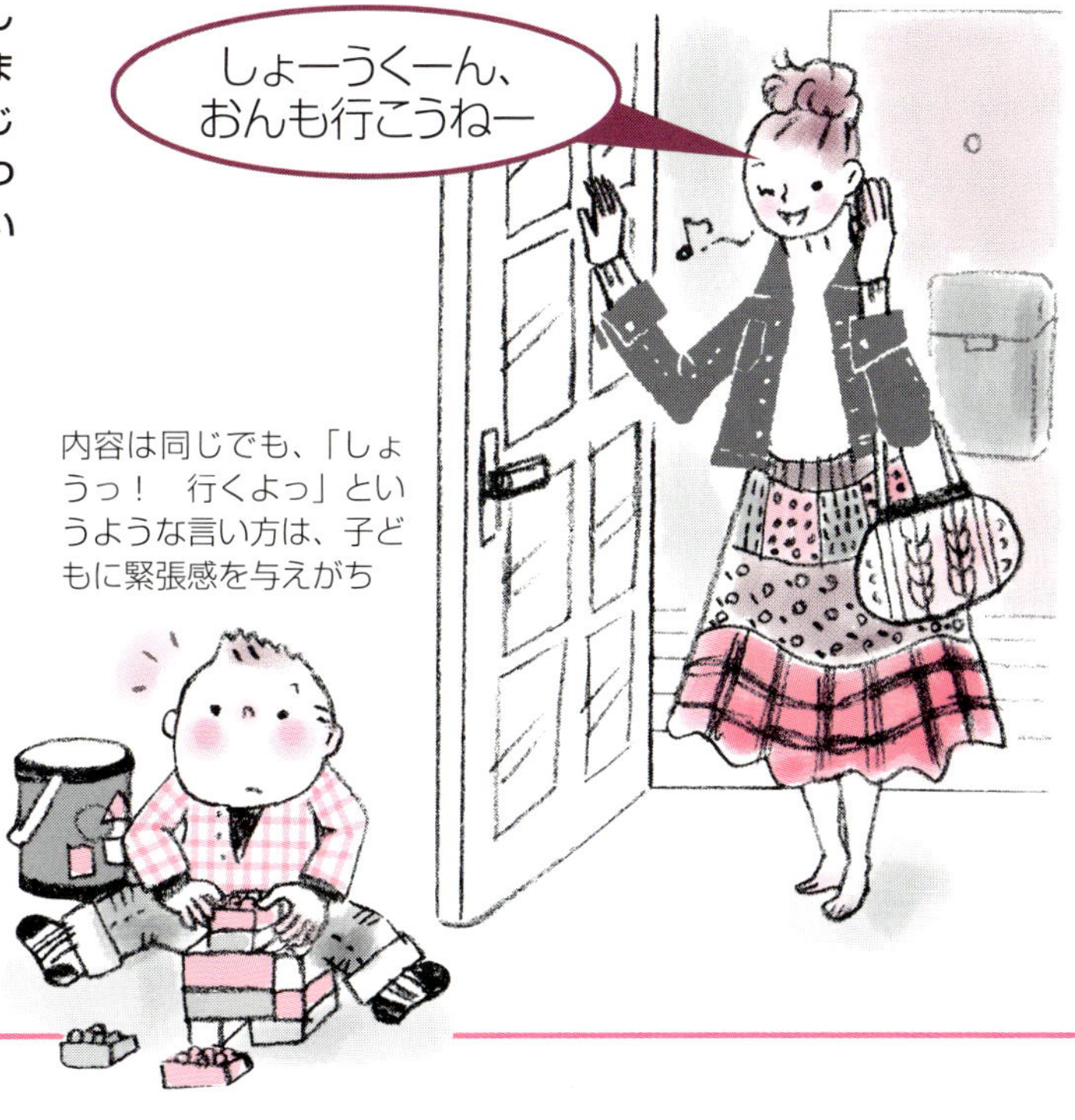

内容は同じでも、「しょうっ! 行くよっ」というような言い方は、子どもに緊張感を与えがち

ポイント2

聞く

発音が間違っていても、気持ちを受け止める

発音に気になるところがあっても、「どうして、ちゃんと発音できないのかしら」とあせらないで！　子どもはまだ発達の途中。間違って当然なのです。

子どもの発音が不正確なのは当たり前

ことばを聞きわける能力や、正しく発音する能力は、はじめから備わっているわけではありません。「た」と「さ」、「しゃ」などは、同じように聞こえてしまいます。また、小さな口の中では舌を動かしにくいため、発音ははっきりしないところがあるのがふつうです。

けっして否定せず、ゆっくり待とう

発音が不明瞭《ふめいりょう》だったり、間違っていたりしても、無理に矯正することはありません。「違うでしょ」「そうじゃない」などと否定するのは、子どもの「お話ししたい」という意欲に水を差

あらゆる音に関係する母音。最初にいえるのは「あ」、続いて「お」「い」「う」「え」。母音が全部はっきりいえるようになるのは、3歳ごろ

↓

子音で最初にはっきりいえるようになるのは、唇を閉じて離せば発音できる「ま」「ぶ」「ぱ」「ば」といった音

↓

舌の先を使うタ行や「ちゃ」などの音、真ん中を使うヤ行、舌の奥をもち上げるように発音する力行などをマスター

↓

歯の間から息を吐き出すサ行、舌を軽く巻くラ行は、とてもむずかしい音。小学校に上がっても、はっきりしないことがまれではない

舌が未発達で発音できない

子どもは、舌の動きを操る脳の働きが未成熟で、口内のスペースも十分にないため、「さ」が「しゃ」や「ちゃ」になったり、「ら」が「だ」になってしまったりすることがよくあります。

しかし、あごや口が大きくなり、舌を上手に動かせるようになれば、自然と改善していくことが多いものです。

「マンマ」は、赤ちゃんが最初にいいやすいことばのひとつ。ごはんのときには、「マンマ、おいしいね！」といった声かけを

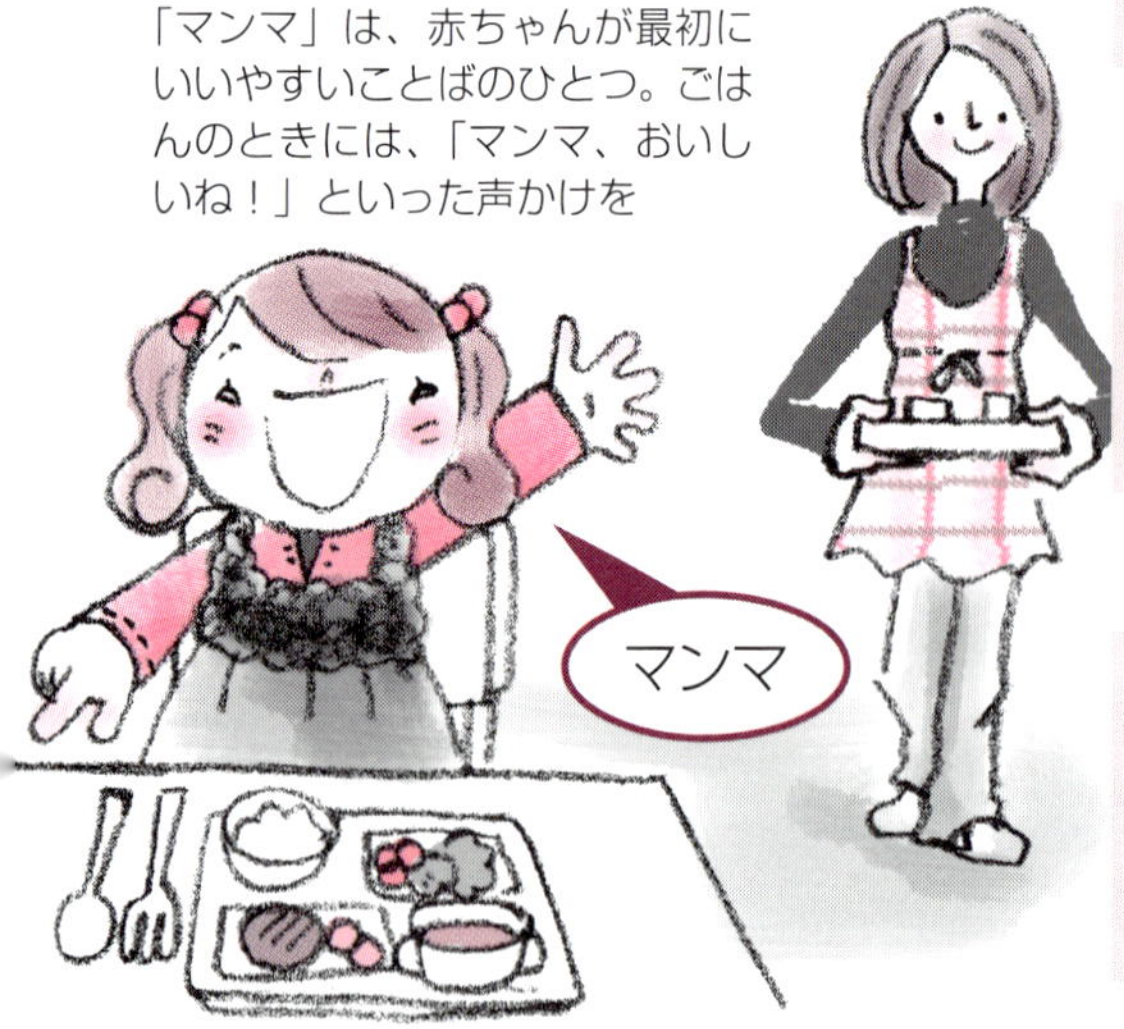